BEI GRIN MACHT SICH IHR WISSEN BEZAHLT

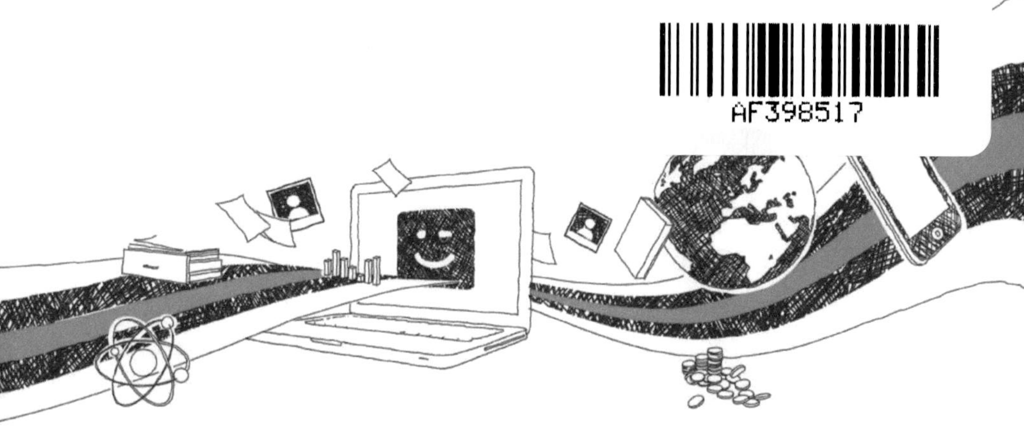

- Wir veröffentlichen Ihre Hausarbeit,
  Bachelor- und Masterarbeit

- Ihr eigenes eBook und Buch -
  weltweit in allen wichtigen Shops

- Verdienen Sie an jedem Verkauf

Jetzt bei www.GRIN.com hochladen
und kostenlos publizieren

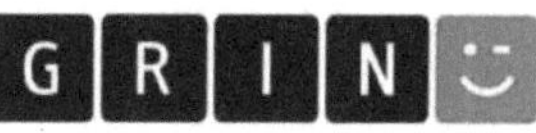

Rückenfit in der Zahnarztpraxis. Ein Manual zur Rückenschmerzprävention

Bibliografische Information der Deutschen Nationalbibliothek:

Die Deutsche Nationalbibliothek verzeichnet diese Publikation in der Deutschen Nationalbibliografie; detaillierte bibliografische Daten sind im Internet über http://dnb.d-nb.de abrufbar.

ISBN: 9783963556562
Dieses Buch ist auch als E-Book erhältlich.

Das Buch bei GRIN: https://www.grin.com/document/1449332

FOM Hochschule für Oekonomie & Management

Hochschulzentrum Hamburg

Hausarbeit

im Studiengang Gesundheitspsychologie & Medizinpädagogik

über das Thema

„Rückenfit in der Zahnarztpraxis"

—

Ein Manual zur Rückenschmerzprävention

Abgabedatum: 05-08-2021

Inhaltsverzeichnis

1. Abbildungsverzeichnis III

2. Tabellenverzeichnis III

3. Abkürzungsverzeichnis III

4. Einleitung 1

5. Theoretischer Hintergrund 2

    5.1 Bedarfsanalyse 2

    5.2 Aktueller Forschungsstand 3

    5.3 Theoriebasierte Modelle und Theorien 5

        5.3.1 Modell gesundheitlicher Überzeugungen 5

        5.3.2 Sozial-kognitive Theorie 6

6. Programmplanung 7

    6.1 Rahmenbedingungen 7

        6.1.1 Zielgruppe 7

        6.1.2 Ziele 7

        6.1.3 Kosten 8

    6.2 Modul I – Wissenserwerb 8

    6.3 Modul II - Ergonomie 9

    6.4 Modul III - Bewegung 10

    6.5 Rückblick und Abschlussgespräch 12

7. Evaluation 13

    7.1 Ergebnisevaluation 13

    7.2 Prozessevaluation 13

    7.3 Strukturevaluation 14

8. Fazit 14

9. Anhang 16

10. Literaturverzeichnis...30

1. Abbildungsverzeichnis

Abbildung 1: Modell gesundheitlicher Überzeugungen 16

Abbildung 2: Sozial-kognitive Theorie..16

Abbildung 3: Ablauf der Intervention...18

Abbildung 4: Auszug Manual "Modul 1 Thema 1" 19

Abbildung 5: Auszug Manual "Modulüberblick"..20

Abbildung 6: Auszug Manual "Modul 1 Thema 2" 21

Abbildung 7: Auszug Manual "Modul 1 Thema 4" 22

Abbildung 8: Auszug Manual "Bewegungstagebuch Mitarbeiter"..................................23

Abbildung 9: Auszug Manual "Modul 3 Thema 2 & 3"..24

Abbildung 10: Auszug Manual "Übungskarte - seitliche Planke"...................................25

Abbildung 11: Auszug Manual "Modul 3 Thema 4" 26

Abbildung 12: Auszug Manual "Fragebogen zur Rückengesundheit" (Mitarbeiter)......27

Abbildung 13: Auszug Manual "Bewertungsbogen Module/ Manual" (Mitarbeiter) 28

Abbildung 14: Auszug Manual "Bewertungsbogen Module/ Manual" (Praxisinhaber) 29

2. Tabellenverzeichnis

Tabelle 1: Planungsmatrix..16

3. Abkürzungsverzeichnis

RKI = Robert-Koch-Institut

ZFA = Zahnmedizinische Fachangestellte

4. Einleitung

Rückenschmerzen sind ein weit verbreitetes Problem und sie „zählen zu den häufigsten Beschwerden in der Bevölkerung" (Robert Koch-Institut = RKI, 2015, S. 69). So ist beispielsweise bei einer telefonischen Querschnittsstudie des RKI von Oktober 2019 bis März 2020 herausgekommen, dass etwa 61% der knapp 5000 Befragten unter Rückenschmerzen leiden (vgl. RKI, 2021, S. 2). Wird von der Allgemeinbevölkerung in Deutschland ausgegangen, sind es knapp zwei Drittel der Menschen, die im Rahmen eines Jahres mit Rückenschmerzen zurechtkommen müssen (vgl. ebd., S. 3).

Auch in Zahnarztpraxen kommt es nicht selten zu Rückenschmerzen. Gründe dafür sind unter anderem ungesunde Arbeitshaltungen oder ein fehlender Ausgleich (vgl. ZWP online, 2011, o. S.). Wird sich nicht um die Rückengesundheit gekümmert, muss auf lange Sicht mit Fehlzeiten und Krankheitstagen von Angestellten gerechnet werden, wie es Statistiken verschiedener Krankenkassen in Deutschland zeigen (vgl. Statista, 2021, o. S.; vgl. Bodanowitz, 2021, o. S.). Ein speziell auf die Zahnarztpraxis ausgerichtetes und in den stressigen Arbeitsalltag integrierbares Rückenpräventionsprogramm könnte diese Probleme vermeiden.

Die vorliegende Hausarbeit beschäftigt sich genau mit dieser Thematik und beschreibt die Inhalte des Manuals für Praxisinhaber von Zahnarztpraxen, welche ihre Mitarbeiter vor arbeitsbedingten Rückenschmerzen schützen wollen. Mit Hilfe des Manuals wird ermöglicht, dass den Angestellten zum Einen ein grundlegendes Wissen über die Rückenschmerzen vermittelt und zum Anderen die Ergonomie am Arbeitsplatz thematisiert werden kann. Außerdem beinhaltet es viele Übungen, die trotz Zeitmangel gut in den Arbeitsalltag integriert werden können, um langfristig für eine Prävention von Rückenschmerzen zu sorgen.

Zum Einstieg in die Thematik dient die zum theoretischen Hintergrund zugehörige Bedarfsanalyse und die Beleuchtung des aktuellen Forschungsstandes, worauf die Beschreibung zweier Modelle folgt, welche als Grundlage der Interventionsentwicklung dienen. Der Hauptteil dieser Hausarbeit besteht aus der Programmplanung inklusive notwendiger Materialien, bis sie letztendlich mit einem kuren Fazit abschließt.

Zur einfacheren Lesbarkeit wird in der vorliegenden Ausarbeitung auf die gleichzeitige Verwendung männlicher, weiblicher und diverser Sprachformen verzichtet. Es wird das generische Maskulinum verwendet, wobei die Geschlechter gleichermaßen gemeint sind.

5. Theoretischer Hintergrund

Um eine strukturierte und zielführende Intervention zu entwickeln, sollte diese unter anderem auf bereits existierende und erfolgversprechende Modelle und Theorien basieren (vgl. Wartha, 2013, S. 9). Nachdem ein Blick auf den Bedarf einer Präventionsmaßnahme und den aktuellen Forschungsstand geworfen wird, werden zwei dieser vorgestellt.

5.1 Bedarfsanalyse

Rückenschmerzen, die durch Schmerzen im Bereich der Lendenwirbelsäule definiert sind und somit kaudal durch die Hüfte und kranial durch den Rippenansatz begrenzt werden (vgl. IQWIG, 2012, S. 3), sind bei Mitarbeitern in der Zahnarztpraxis besonders präsent. Sie können sogar soweit führen, dass es zu Kopfschmerzen oder gar tauben Beinen während Behandlungen, aber auch im Alltag kommt. Es wird davon ausgegangen, dass rund 64% des zahnmedizinischen Fachpersonals Probleme mit solchen Schmerzen hat und mit Einschränkungen leben muss (vgl. Domschky, 2016, o. S.).

Der Rückenschmerz zählt damit zu den teuersten Berufskrankheiten und ist einer der Hauptursachen, warum Arbeitnehmer Arbeitsunfähigkeitsbescheinigungen abgeben (vgl. Krummenauer et al., 2009, S. 2). Gerade im medizinischen Bereich und vor allem in einem Setting, wie der Zahnarztpraxis ist allerdings ein beschwerdefreies Arbeiten wichtig, um Patienten letztendlich auch adäquat behandeln zu können (vgl. Hanssen, 2019, S. 9). Im Grunde hat das Wohl der Patienten in allen Bereichen der Zahnarztpraxis oberste Priorität, wodurch die Gesundheit und die Bedürfnisse der Angestellten oftmals in den Hintergrund rücken. Dabei ist bekannt, dass das Arbeiten am Behandlungsstuhl auf Dauer zu muskulären Beschwerden und Verspannungen führt, „die sich negativ auf den Bewegungsapparat auswirken können" (Springer Medizin Verlag GmbH, 2021, S. 39) sodass Präventionsmaßnahmen für diesen Bereich von besonders großer Bedeutung sind (vgl. ebd., S. 39).

Neben den allgemeinen Arbeitsbedingungen in der Zahnarztpraxis in Bezug auf die Rückengesundheit, hat auch die Coronapandemie in den letzten Monaten für eine negative

Veränderung gesorgt. Die DAK teilte im Rahmen einer Krankenstands-Analyse sogar mit, dass „im Corona-Jahr 2020 [..] Beschäftigte wegen Rückenschmerzen so viel im Job [fehlten] wie seit Jahren nicht mehr" (Bodanowitz, 2021, o. S.). Insgesamt konnte eine Zunahme von sieben Prozent zum Vorjahr festgestellt werden, was bedeutet, dass in etwa jeder fünfte Fehltag auf Probleme des Muskel-Skelett-Systems zurückzuführen ist (vgl. ebd., o. S.).

Auch wenn Rückenschmerzen in der Zahnarztpraxis schon fast zum Alltag gehören, sollten sie allerdings nicht einfach als Berufsrisiko hingenommen werden, mit welchem gelebt werden muss. Schon durch kleine Veränderungen in der Arbeitsorganisation und schnelle Ausgleichsübungen, kann eine einfache, körperliche Entlastung mit großer Wirkung auf die Rückenschmerzprävention geschaffen werden (vgl. BGW, 2013, o. S.). Aus diesem Grund, wurde das Programm „Rückenfit in der Zahnarztpraxis" entwickelt, welches in die Praxisabläufe vieler Zahnarztpraxen integriert werden sollte.

5.2 Aktueller Forschungsstand

Rückenschmerzen, als eine der häufigsten Gesundheitsprobleme, führen jährlich zu etlichen Krankschreibungen und verursachen hohe Kosten für das gesamte Gesundheitssystem. Die Höhe dieser Ausgaben beläuft sich jährlich auf bis zu 25 Milliarden Euro (vgl. Krummenauer et al., 2009, S. 2). Beginnend mit noch aushaltbaren Beschwerden und nur geringen Einschränkungen bei der Arbeit, einer Arbeitsunfähigkeit oder später sogar Frühberentungsmaßnahmen, können Rückenschmerzen einige Folgen mit sich bringen (vgl. Luehmann et al., 2006, S. 20). Die wohl bekannteste Möglichkeit diesen Schmerzen vorzubeugen oder ihnen entgegenzuwirken, ist die Teilnahme an Präventionskursen oder der klassischen „Rückenschule" bei Krankenkassen oder Fitnessstudios. Trotz der vielen Angebote und sogar Erstattungsmöglichkeiten seitens der Krankenkassen, treten Rückenschmerzen allerdings weiterhin zu häufig auf und auch „die Evidenz für eine langfristige Wirksamkeit [...] solcher Interventionen ist bis heute unbefriedigend" (Oberhofer, 2016, o. S.).

Studien über die Verbreitung und Wirksamkeit von Rückenschmerzpräventionsprogrammen direkt in der Zahnarztpraxis konnten im Rahmen der Online-Literaturrecherche nicht gefunden werden. Auch an aktuelle und öffentlich zugängliche Studien zu bekannten Rückenschulen konnte nur schwer gelangt werden. Zwei inhaltlich passende Arbeiten wurden zwar schon in den Jahren 2005 und 2006 veröffentlicht, beinhalten aber Informationen, die auch heute noch für die Entwicklung von Präventionsprogrammen hilfreich sind und wurden daher genauer betrachtet.

Viele Schwierigkeiten entstehen direkt bei der Entwicklung passender Präventionsprogramme. Die Ursachen von Rückenschmerzen sind vielseitig. Sie können in körperlichen oder seelischen Faktoren liegen, aber auch die Folge von Abnutzungserscheinungen der Wirbelsäule oder Erkrankungen wie Rheuma oder Osteoporose sein (vgl. Buschek, Rothfischer, 2019, o. S.). Durch diese Unterschiede und oftmals fehlende Identifikationsmöglichkeiten, werden auch die Möglichkeiten zur Prävention begrenzt. Müller et al. haben in ihrer Studie zur Wirksamkeit von Rückenschmerzpräventionsmaßnahmen sogar feststellen können, dass es „keine alleinige Intervention [gibt], die effektiv das generelle Problem „Rückenschmerzen" verhindern kann" (Müller et al., 2005, S. 2). Die wirksamsten Ansätze der Prävention liegen dennoch in einer Kombination aus körperlicher Aktivität und der Aneignung biopsychosozialer Informationen. Dabei wird besonders der Punkt betont, dass Programme nicht nur auf die Primärprävention setzen und damit das erste Auftreten vermeiden, sondern auch die Sekundär- und Tertiärprävention mit einbeziehen sollten, um den Betroffenen langfristig zu helfen und auch zukünftige Arbeitsausfälle oder den Bedarf an externen Hilfsmitteln so gering wie möglich zu halten. Für beispielsweise die alleinige Wirksamkeit von Ergonomie-Interventionen zur Rückenschmerzprävention fehlt eine ausreichende Evidenz (vgl. ebd., S. 2 ff.).

Lühmann dagegen spricht in ihrem Beitrag zur Rückenschmerzprävention in einer Thieme Ausgabe von erfolgreichen Präventionsmaßnahmen, die insgesamt vier Bereiche ansprechen: Training und Bewegung, Schulung und Information, Hilfsmittel und ergonomische Interventionen. Diese sollten nicht nur getrennt voneinander, sondern in Form von multidimensionalen Programmen angeboten werden. Sie stellt den Punkt heraus, dass sich für die Minimierung von Fehlzeiten am Arbeitsplatz und rezidivierenden Rückenschmerzen, vor allem Trainings- und Bewegungsprogramme mit einer präventiven Intention bewährt haben. Dabei war die Art der Intervention weniger relevant als die Tatsache, dass Teilnehmer auch nach Ende des Programms weiterhin aktiv waren und Bewegung ein fester Bestandteil des Lebens geworden ist (vgl. Lühmann, 2005, S. 139 ff.).

5.3 Theoriebasierte Modelle und Theorien

Für die Entwicklung der Inhalte und des Aufbaus der Intervention, wurden neben den gerade dargestellten, als wirksam geltenden Maßnahmen, verschiedene Theorien und Modell zur Hilfe genommen, welche im Folgenden genauer erläutert werden.

5.3.1 Modell gesundheitlicher Überzeugungen

Das Modell gesundheitlicher Überzeugungen wurde in den 1950er Jahren von Rosenstock entwickelt, hat eine internationale Bedeutung und kann für die Erklärung und Vorhersage bestimmter Verhaltensweisen im gesundheitlichen Kontext genutzt werden (vgl. Seibt, 2016, o. S.; vgl. Wirtz, 2021, o. S.). Daher hat es vor allem Anwendung im Rahmen der Interventionsentwicklung gefunden, um Maßnahmen zu kreieren und zu verbinden, die das Gesundheitsverhalten der teilnehmenden Zahnmedizinischen Fachangestellten direkt beeinflussen und letztendlich zu langfristigen Ergebnissen führen sollen.

Nach diesem Modell wird das Gesundheitsverhalten eines Menschen neben den soziodemografischen Variablen, wie dem Geschlecht, dem Alter und den Persönlichkeitseigenschaften, vor allem durch verschiedene Überzeugen beeinflusst. Zu diesen Überzeugungen zählt die wahrgenommene Gesundheitsbedrohung, die Wirksamkeit des Gesundheitsverhaltens und die allgemeine Gesundheitsmotivation. Auch Hinweisreize können einen Einfluss auf ein bestimmtes Verhalten haben (vgl. Abbildung 1).

Viele dieser Überzeugungen können direkt auf die Zielgruppe der Intervention bezogen werden. So wird beispielsweise in vielen Fachzeitschriften und Berichten thematisiert, dass besonders bei Mitarbeitern einer Zahnarztpraxis häufig Rückenschmerzen durch langes Stehen, schlechte Haltungen und unergonomische Geräte aufkommen (vgl. Domschky, 2016, o. S.). Werden solche Artikel im Rahmen der Intervention gezeigt, hat dieses eine direkte Wirkung auf die wahrgenommene Gesundheitsbedrohung der Teilnehmer, da eine hohe Anfälligkeit und ein erhöhter Schweregrad für dieses Berufsfeld aufgezeigt wird. Auch die Wirksamkeit eines bestimmten Gesundheitsverhaltens kann optimal durch die Präsentation von Statistiken oder durchgeführten Studien verdeutlicht werden. So können im Bereich der Rückenschmerzprävention bewährte Rückenübungen und ihre positiven Nutzen vorgestellt werden. Den Teilnehmern soll damit gezeigt werden, dass sich eine Veränderung, hin zu einem bewussten Gesundheitsverhalten, auf lange Sicht auszahlt.

Der letzte, bei der Entwicklung der Intervention beachtete Punkt, ist das direkte Geben von Hinweisreizen. Eine Möglichkeit der Sensibilisierung besteht darin, die Intervention mit einem Gruppengespräch zu starten, in welchem jeder von seinen eigenen Erfahrungen mit Rückenschmerzen während der Arbeit berichten kann. So wird auch den Personen deutlich, die vielleicht noch nicht an Rückenschmerzen leiden, wie präsent die gesamte Thematik und wie wichtig die Teilnahme an dem Programm ist.

5.3.2 Sozial-kognitive Theorie

Eine weitere theoretische Grundlage stellt die sozial-kognitive Theorie nach Bandura dar. Diese beschreibt, dass das Gesundheitsverhalten eines Individuums durch subjektive Erwartungen gesteuert wird. Zu diesen zählt die Selbstwirksamkeitserwartung und die Handlungsergebniserwartung. Die Selbstwirksamkeitserwartung beschreibt dabei die Erwartung einer Person, eine gewünschte Handlung mit eigenen Kompetenzen und auch in schwierigen Situationen erfolgreich zu meistern. Die Handlungsergebniserwartung meint dagegen, dass ein bestimmtes Verhalten auch bestimmte Konsequenzen zur Folge hat. Die betroffene Person wird also in bestimmten Situationen abwägen, ob eine Verhaltensänderung eher Vor- oder Nachteile mit sich zieht und entscheidet sich dann für oder gegen eine Änderung (vgl. Pfeffer, Wegner, 2019, S. 537).

Bezogen auf das Rückenschmerzpräventionsprogramm und die teilnehmenden ZFA, muss also direkt bei Beginn allen Teilnehmern verdeutlicht werden, welche Vorteile die Teilnahme an dem Programm und letztendlich auch eine Verhaltensänderung mit sich bringt. Die Handlungsergebniserwartung sollte bei den ZFA also so aussehen, dass eine zukünftige Beschwerdefreiheit erwartet wird, wenn ein Wissen über die Herkunft des Schmerzes vorhanden ist, Arbeitshaltungen korrekt ausgeführt werden und erlernten Rückenübungen fleißig nachgegangen wird. Um auch eine hohe Selbstwirksamkeitserwartung zu erreichen, wird den Teilnehmern vor Beginn genau erläutert, was sie in dem Programm lernen werden. Ziel soll sein, dass die ZFA erwartet, dass sie die vorgegeben Rückenübungen mit eigenen Kompetenzen, die im ersten Modul erworben wurden, auch bei Zeitmangel und fehlender Motivation selbstständig durchführen kann.

Neben den beiden Erwartungen haben auch Umweltfaktoren Einfluss auf die tatsächliche Verhaltensänderung (vgl. Abbildung 2). So wurde auch im Rahmen der Interventionsentwicklung darauf geachtet, dass das Programm so wenig Extraaufwand, wie möglich, mit sich bringt. Da das gesamte Praxisteam teilnimmt, wird beispielsweise auf die gegenseitige Unterstützung und Motivation gesetzt. Die Durchführung der Intervention passiert direkt in der Praxis, ist mit keinem Fahrtweg verbunden und wird auch in die Arbeitszeit integriert, sodass auch hier kein nennenswerter Mehraufwand für das Team entstehen sollte (vgl. Pfeffer, Wegner, 2019, S. 537; vgl. Wartha et al., 2016, S. 4).

6. Programmplanung

„Um Rückenschmerzen zu vermeiden oder zu lindern, empfiehlt die Nationale Versorgungsleitlinie Kreuzschmerz regelmäßige körperliche Bewegung und Aktivität, Information und Schulung über die Entstehung und den Verlauf und die ergonomische Gestaltung von Arbeitsplätzen" (RKI, 2015, S. 79).

Angelehnt an diese Empfehlungen, beinhaltet auch das entwickelte Präventionsprogramm für Zahnarztpraxen diese drei Hauptbereiche und verfolgt dabei sowohl verhaltens- als auch verhältnispräventive Ansätze, da die Kombination beider als besonders wirksam gilt (vgl. Lühmann, 2008, S. 3). Im Folgenden wird die gesamte Planung detailliert beschrieben.

6.1 Rahmenbedingungen

6.1.1 Zielgruppe

Während das Manual zu der Präventionsmaßnahme an Praxisinhaber gerichtet ist, ist die Intervention an sich für zahnmedizinische Fachangestellte ausgelegt. Die Zielgruppe besteht daher aus Personen jeden Alters, die entweder bereits an arbeitsbedingten Rückenschmerzen leiden oder diesen generell vorbeugen wollen. Dabei ist zu beachten, dass die Intervention laut Präventionsbegriff ausdrücklich zur „Vermeidung oder Verringerung des Auftretens, der Ausbreitung und der negativen Auswirkungen von Krankheiten beitragen [soll]" (Franzkowiak, 2018, o. S.) und daher keine Therapie für Menschen darstellt, die Probleme mit chronischen oder schweren Rückenschmerzen haben. Das Programm ist optimal mit vier bis acht Teilnehmern durchführbar.

6.1.2 Ziele

Das Hauptziel der Intervention ist die Prävention von (arbeitsbedingten) Rückenschmerzen, welchem drei Teilziele untergeordnet sind. Zu diesen zählt ein umfangreicher

Wissenserwerb rund um die Rückenthematik, sowie die ergonomische Gestaltung aller Arbeitsplätze und in den Arbeitsalltag integrierte Bewegungseinheiten. Alle wurden in einer Planungsmatrix (vgl. Tabelle 1) festgehalten. Die einzelnen Ziele sollen in drei aufeinanderfolgenden Modulen mit verschiedenen Methoden und Materialien erreicht werden. Die Dauer des gesamten Programms beläuft sich auf acht Wochen, wobei in jeder Woche zwei Einheiten mit je einer Länge von 30 Minuten angedacht sind (vgl. Abbildung 3).

6.1.3 Kosten

Die Kosten für das Präventionsprogramm setzen sich aus den Kosten für das Manual und für die Teilnehmermaterialien (pro Person) zusammen. Das Manual umfasst einen einmaligen Preis von 120€, wobei sich an den durchschnittlichen Preisen für Rückenschulkurse von Krankenkassen orientiert wurde, welche zwischen 40 und 120€ liegen (vgl. Matthias, 2020, o. S.). Es beinhaltet die vollständige Anleitung zur Durchführung aller drei Module inklusive der Vor- und Nachbereitung, was insgesamt 16 Sitzungen entspricht. Die Materialkosten umfassen alle notwendigen Arbeits- und Lösungsblätter für die Teilnehmer, sowie die Themen- und Übungskarten und Handouts und belaufen sich auf 20€ pro teilnehmende Person. Das Inventar einer Zahnarztpraxis, Schreibmaterialien und gegebenenfalls Yoga-Matten werden vorausgesetzt und somit nicht in der Kostenkalkulation berücksichtigt.

6.2 Modul I – Wissenserwerb

Das erste Modul des Präventionsprogramms „Rückenfit in der Zahnarztpraxis" beschäftigt sich mit der Grundlagenschaffung und dem Wissenserwerb. Es besteht insgesamt aus vier Themenbereichen, die nacheinander im gesamten Team erarbeitet werden.

Mit Blick auf die sozial-kognitive Theorie Banduras und das Ziel eine hohe Handlungsergebniserwartung bei den Teilnehmern zu erzeugen, wird mit einer kurzen Einführung in das Programm (vgl. Abbildung 4) gestartet, um ihnen einen Überblick darüber zu verschaffen, was auf sie zukommt. Parallel wird ihnen das Handout „Überblick der Module" (vgl. Abbildung 5) ausgegeben, damit einzelne Themen und Ziele jederzeit wieder nachgelesen werden können.

Im ersten Teil geht es um die Anatomie des menschlichen Rückens. Den Teilnehmern wird hier erläutert, wie der Rücken aufgebaut ist, welche Muskelgruppen ihn unterstützen und welche Funktionen und Aufgaben er hat, um letztendlich darauf zu schließen, was einen gesunden und fitten, aber auch einen kranken und schmerzenden Rücken ausmacht. Wichtig dabei ist, dass lediglich ein Grundverständnis in vereinfachter Form geschaffen wird, um von den folgenden Modulen profitieren zu können. Hierfür wird in der ersten Sitzung nach der Einführung auf die Wirbelsäule und in einer Weiteren auf die mitwirkenden Muskelgruppen eingegangen (vgl. Abbildung 6).

In der vierten Sitzung des ersten Moduls soll den Mitarbeitern, in Bezug auf das biopsychosoziale Modell der Krankheitsentstehung, verdeutlicht werden, welchen Belastungen ihr Körper am Arbeitsplatz ausgesetzt ist und welche Bereiche bei der Krankheits- und Schmerzentstehung mitwirken. Es soll aufgezeigt werden, dass Schmerzen immer durch eine Störung verschiedener Faktoren entstehen und eine Behandlung beziehungsweise Prävention dieser folglich auch immer ganzheitlich gesehen werden sollte (vgl. Abbildung 7).

Um eng mit den Teilnehmern zusammenzuarbeiten und sie aktiv mit einzubeziehen, wird während der einzelnen Vorträge vom Praxisinhaber immer wieder auf Gruppendiskussionen oder auch kleine Arbeitsaufträge zurückgegriffen, die in Team- oder Einzelarbeit erledigt werden können. So sollen Inhalte erfolgreicher verinnerlicht und die Eigenaktivität gefördert werden (vgl. Eggenschwiler, 2014, S. 5 ff.)

6.3 Modul II - Ergonomie

Im zweiten Modul der Intervention geht es um die Ergonomie am Arbeitsplatz. Auch für dieses Modul sind vier Sitzungen vorgesehen. Aufgrund der begrenzten Wortanzahl, erfolgt die Beschreibung dieses Moduls knapper.

Die erste Einheit geht dabei auf den Begriff „Ergonomie" ein und soll den Teilnehmern vermittelt, welche Relevanz richtig eingestellte Stühle und weiteres Praxismobiliar hinsichtlich der Mitarbeitergesundheit im Setting einer Zahnarztpraxis haben. Als zweites Thema fungiert eine kurze und einfache Analyse der Sitzhaltung einzelner Mitarbeiter durch den Praxisinhaber. Dabei wird sich an die Empfehlungen für eine ergonomische Sitzhaltung der „Fédération Dentaire Internationale" und der Europäischen Gesellschaft für Zahnärztliche Ergonomie gehalten. Diese sehen unter anderem eine aufrechte, nicht verdrehte Rumpfhaltung ohne Seitwärtsinklination in Kombination mit entspannten und gerade gehaltenen Schultern vor. Auch die Arme sollten sich locker hängend dicht am Körper befinden und die Füße flach auf dem Boden stehen (vgl. Reitemeier et al., 2012, S. 149; vgl. Domschky, 2016, o. S.).

Da die Patientenlagerung maßgeblich mit einer ergonomischen Arbeitshaltung zusammenhängt, wird auch diese im Bereich des Moduls thematisiert. Den Teilnehmern wird hier verdeutlicht, welche Einstellungen zwingend vollzogen werden sollten, um langfristig gesehene keine Verspannungen oder Schmerzen im Bereich des Nackens, der Schulter und des gesamten Rückens zu bekommen.

Der letzte Punkt des zweiten Moduls geht auf das ergonomische Praxismobiliar selbst ein. Im Rahmen einer „Praxisbegehung" mit der ganzen Gruppe, werden die einzelnen Behandlungseinheiten, Stühle und Tische analysiert. Richtiges Inventar ist die wichtigste Voraussetzung, um auf lange Sicht ergonomisch und schmerzfrei Arbeiten zu können. Der Interventionsleitung steht im Rahmen des Manuals eine Checkliste zur Verfügung, welche die relevantesten Eigenschaften ergonomischen Praxismobiliars beinhaltet. Zu diesen gehört beispielsweise die Möglichkeit der Rücklagerungen des Patienten, der Überstreckung, sowie auch der Seitwärtsdrehung des Patientenkopfes (vgl. Reitemeier et al., 2012, S. 150). So kann gemeinsam mit dem ganzen Team erkannt werden, wo bereits optimale Einstellungen getroffen werden oder aber noch Verbesserungspotenzial besteht.

6.4 Modul III - Bewegung

Das dritte Modul ist mit sechs Einheiten à 30 Minuten das Längste und füllt damit die Wochen fünf bis sieben. In ihm geht es um die gesamte Bewegungsthematik und es startet mit der Vermittlung der positiven Folgen von Bewegung und der negativen Folgen von Inaktivität in zwei Sitzungen. So wird wieder Bezug auf das Modell gesundheitlicher Überzeugungen genommen und die positive Wirksamkeit eines aktiven Verhaltens auf die Rückengesundheit verdeutlicht.

Als Richtlinie hierfür gelten unter anderem die Empfehlungen der World Health Organization zu körperlicher Bewegung. Diese geben beispielsweise ein Mindest-Bewegungspensum für Erwachsene von 150 Minuten pro Woche vor und weisen auf eine Mindestlänge von zehn Minuten bei Sporteinheiten hin, um letztendlich auch von einem gesundheitlichen Vorteil zu profitieren (vgl. Hollstein, 2019, S. 3). Um die Teilnehmer auch hier zu integrieren, bekommen sie die Aufgabe eine Woche lang ein „Bewegungstagebuch" für sich persönlich zu führen, um die eigene Aktivität zu dokumentieren. Das Manual beinhaltet das dafür notwendige Dokumentationsblatt, welches den Teilnehmer ausgehändigt werden kann (vgl. Abbildung 8).

Nach Abschluss der ersten Thematik wird mit der Einführung und Erklärung verschiedener Ausgleichsübungen gestartet. Zur Prävention von Rückenschmerzen hat sich eine Kombination aus Dehn-, Kräftigungs- und Koordinationsübungen bewährt (vgl. Aktion Gesunder Rücken, 2021, o. S.). Auch Übungen aus dem Yoga-Bereich haben „eine große gesundheitsförderliche Wirkung" (Zm online, 2015, o. S.), sodass sich für das Programm „Rückenfit in der Zahnarztpraxis" an diesen orientiert wurde. Insgesamt sind 15 Übungen in dem Manual enthalten. Sie wurden so entwickelt, dass sie leicht in den Arbeitsalltag integrierbar sind und können daher unabhängig von Zeit und Ort durchgeführt werden. Die meisten Übungen können im Sitzen und Stehen durchgeführt werden und sind somit optimal für die Anwendung zwischen zwei Behandlungen. Für einen Teil der Übungen ist eine einfache Yoga- oder Gymnastikmatte angebracht, um die Übungen auf dem Boden etwas komfortabler zu gestalten. Ansonsten sind keine Materialien oder Hilfsmittel notwendig.

Um Dehnübungen mit in das Programm zu integrieren, wurden beispielsweise bekannte Übungen, wie der „Katzenbuckel im Stehen" oder das „Äpfel pflücken" aufgenommen. Sie sollen neben einer dehnenden Wirkung auch die Wirbelsäule mobilisieren und zu einer Lockerung der Rumpfmuskulatur führen. Um Verspannungen im Rückenbereich entgegenzuwirken, kann beispielsweise auf die „liegende Umwendung" zurückgegriffen oder die „Heuschrecke" durchgeführt werden. Auch die herkömmliche und seitliche Planke findet ihre Anwendung im Programm und soll für eine Stärkung der Muskulatur sorgen, die sogar den ganzen Körper betrifft (vgl. Zm online, 2015, o. S.).

Während dem Praxisinhaber im Manual wieder eine Anleitung für das gesamte dritte Modul zur Verfügung steht (vgl. Abbildung 9), sind für die Teilnehmer Übungskarten für jede Übung (vgl. Abbildung 10) enthalten. Sie dienen als Gedächtnisstütze, um auch nach Teilnahme des Programms alle Übungen problemlos und richtig ausführen zu können. Die Übungskarten haben etwa ein DIN A6-Format, sodass sie beispielsweise leicht in Kasack-Taschen unterkommen können, um sie in einer freien Minute herauszunehmen und eine Übung durchzuführen. Zusätzlich zu den kleinen Kärtchen stehen im Rahmen der mitgelieferten Materialien des Manuals auch Übungsposter in DIN A3-Format zur Verfügung. Diese können in dem Aufenthaltsraum der Mitarbeiter angebracht werden, um in Pausen an Übungen zu erinnern und bei der Ausführung zu unterstützen.

Wurden alle Übungen kurz durchgesprochen und die Übungskarten an alle Mitarbeiter verteilt, ist auch die zweite und dritte Sitzung des dritten Moduls beendet. Die Vierte startet mit der Integration verschiedener Übungen in den Praxisalltag. Sie soll dazu dienen, den Teilnehmern zu verdeutlichen, in welchen Situationen Übungen eingebaut werden können. Da jede Praxis eine andere Tagesplanung hat, soll hier auch individuell auf die eigene Struktur eingegangen werden. Sind Behandlungen eher locker einbestellt, könnten beispielsweise kurze Übungen zwischen diesen Platz finden. Wird die Mittagspause aller Mitarbeiter in den Praxisräumen gemacht, kann diese gut genutzt werden, um gemeinsam auch länger andauernde Übungen auf einer Matte durchzuführen und so den Rücken zu entlasten und etwas für die Gesundheit zu tun (vgl. Abbildung 11).

Die siebte Woche des Programms kann für die Kontrolle und das Klären von noch offenen Fragen genutzt werden. Hier ist es dem Praxisinhaber selbst überlassen, ob wieder zwei 30-Minütige Sitzungen in der gesamten Gruppe eingeplant werden oder alles neben dem Praxisgeschehen erfolgen soll. Wichtig ist nur, dass sich erneut Zeit für die Mitarbeiter genommen und geschaut wird, ob der Sinn hinter dem gesamten Programm verstanden wurde, vor allem die erlernten Übungen beherrscht werden und alle eine Idee haben, wann, wo und wie diese optimal eingesetzt werden können. Nur so wird garantiert, dass die Mitarbeiter auch nach Ende des Programms weiterhin einer Prävention der Rückenschmerzen nachgehen.

6.5 Rückblick und Abschlussgespräch

In der achten und somit letzten Woche geht es um einen Rückblick der Intervention und um das Abschlussgespräch zwischen Praxisinhaber und den Teilnehmern. Hier werden alle wichtigen Informationen zusammengefasst, es wird auf die Nutzung aller ausgeteilten Materialien hingewiesen und die Mitarbeiter werden zu einer aktiven Lebensweise angehalten und motiviert. Das Gespräch kann für Feedback und Anmerkungen genutzt werden. Die letzten Minuten der Sitzung stehen für das Ausfüllen der Bewertungsbögen zur Verfügung.

7. Evaluation

Die Evaluation des Programms „Rückenfit in der Zahnarztpraxis" erfolgt durch die Ergebnis-, Prozess- und Strukturevaluation und wird im Folgenden genauer beschrieben.

7.1 Ergebnisevaluation

Bei der Ergebnisevaluation geht es darum, nach Abschluss einer Intervention zu schauen, ob gesetzte Ziele auch erreicht wurden (vgl. Landeszentrum Gesundheit NRW, 2019, o. S.). Das Hauptziel der Intervention ist die Prävention von Rückenschmerzen, welches durch Wissenserwerb, Ergonomie und Bewegung erreicht werden sollte. Mit Hilfe des Fragebogens (vgl. Abbildung 12), welcher vor Start der Intervention und ebenfalls vier Wochen nach Abschluss der Intervention von Teilnehmern ausgefüllt wird, sollen Ergebnisse festgestellt werden können.

Genauere Veränderungen könnten mit Hilfe von Vorher-Nachher-Gesundheitschecks beim Mediziner oder anhand von Messwerten, wie der Muskelmasse einzelner Teilnehmer, festgestellt werden. Dieses würde allerdings die Notwendigkeit externer Mitarbeiter und ein höheres Zeit-/ Geldbudget verursachen und wurde daher nicht mit in die Intervention aufgenommen.

7.2 Prozessevaluation

Bei der Prozessevaluation soll der Umsetzungsprozess reflektiert werden, um den Ablauf einer Intervention zu überprüfen. So kann festgestellt werden, welche Elemente gut gelungen und welche verbesserungsbedürftig sind (vgl. Landeszentrum Gesundheit NRW, 2019, o. S.).

Um dieses bei dem vorgestellten Programm zu erreichen, beinhaltet das Manual Bewertungsbögen für die Mitarbeiter (vgl. Abbildung 13) und auch den Praxisinhaber, welcher das Programm über die acht Wochen geleitet hat. In diesen sollen Inhalte, Verständlichkeit und Aufbau der einzelnen Module nach dem Schulnotensystem beurteilt werden. Der Bogen für die Programmleitung geht besonders auf erreichte Lernziele, aufgetretene Probleme und persönliche Anmerkungen ein (vgl. Abbildung 14).

Alle Bewertungen werden gesammelt an den Programmentwickler geschickt und dienen so einer stetigen Weiterentwicklung und Verbesserung der Intervention.

7.3 Strukturevaluation

Die Strukturevaluation beschreibt die Überprüfung der Rahmenbedingungen, die für eine optimale Umsetzung einer Intervention gegeben sein müssen (vgl. Landeszentrum Gesundheit NRW, 2021, o. S.). Da vor Start der Intervention den Zahnarztpraxen genau vorgeschrieben wird, was für die Umsetzung notwendig beziehungsweise angeraten ist, sollten die Rahmenbedingungen stimmen und es sollte keine Probleme hinsichtlich fehlender Ausstattung oder Informationen zur Umsetzung geben. Auch ausreichend große Räume und Stühle sollten in einer Zahnarztpraxis vorhanden sein. Dennoch kann es bei der Umsetzung der Intervention zu Problemen kommen. Diese können ebenfalls im Rahmen der Bewertungsbögen für Mitarbeiter und Praxisinhaber evaluiert werden.

8. Fazit

Nach intensiver Auseinandersetzung mit der gesamten Thematik und detaillierter Gestaltung der Hausarbeit und des Manuals lässt sich sagen, dass das entwickelte Präventionsprogramm eine Intervention darstellt, die nach etwas Planung gut in einen Praxisalltag integriert werden kann. Vor allem Zahnarztpraxen, die Termine eher großzügig einplanen und in denen die Zahnärzte einzelne Behandlungen auch eigenständig durchführen, kann das Programm besonders gut umgesetzt werden. Falls dieses nicht der Fall sein sollte, kann es den Führungskräften einen gute Anreiz geben, mehr Wert auf die Gesundheit ihrer Angestellten zu legen. Wie in der Einleitung und Bedarfsanalyse dargestellt, sind Mitarbeiter einer Zahnarztpraxis besonders anfällig für Rückenschmerzen, sodass bei ihnen ein besonderer Fokus auf Präventionsprogramme gelegt werden sollte. Neben der Gesunderhaltung, bietet die Intervention auch die Möglichkeit innerhalb des Teams einen noch stärkeren Zusammenhalt zu bilden und auch die Beziehung zwischen Praxisinhaber und Angestellten zu stärken. Auch aus eigener Erfahrung kann gesagt werden, dass Zahnärzte oftmals nur auf das schnelle Abarbeiten von Patienten aus sind und die gesundheitliche Lage der ZFA vernachlässigt wird. Sobald aber intensiv mit diesen über die eigene Situation gesprochen wird, kann sich einiges ändern. Übernimmt der Zahnarzt selbst sogar die Leitung der Präventionsmaßnahme und ist quasi gezwungen, sich genaustens mit der gesamten Thematik zu beschäftigen, sollte es in Zukunft nur noch besser laufen.

Schwierigkeiten bei dem Programm könnte es bei der Wirksamkeit geben, wenn es an ausreichender Beteiligung und „Complience" seitens der Angestellten mangelt. Sobald sich durch fehlendes Interesse das gelehrte Fachwissen nicht eingeprägt und Übungen nicht regelmäßig durchgeführt werden, wird sich das Programm voraussichtlich nicht als hilfreich erweisen. Hier ist es dann besonders wichtig, dass der Praxisinhaber vor allem den Einstieg interessant gestaltet, die Ziele und Vorteil verdeutlicht und alle Teilnehmer mit in das Programm einbindet.

Eine weitere Schwierigkeit kann in der teils knapp besessenen Zeit für einzelne Sitzungen gesehen werden. Dort war es schwierig einen Mittelwert zu finden, sodass zum Einen die Sprechstunde nicht immens gekürzt wird und der Praxis bedeutende Einnahmeverluste drohen und zum Anderen trotzdem genug Zeit für Gruppengespräche, Anleitungen und praktische Übungen bleibt. Da das Manual allerdings mit einigen Feedbackbögen für Teilnehmer und Durchführer ausgestattet ist, kann eine konstante Verbesserung oder Anpassung erfolgen, sodass mit der Zeit an allen Bereichen gearbeitet werden kann, die vielleicht gerade bei den ersten Umsetzungen noch nicht ausgereift sind.

Insgesamt ist das Präventionsprogramm „Rückenfit in der Zahnarztpraxis" also eine Intervention, die nicht nur aufgrund fehlender Maßnahmen in diesem Setting sinnvoll ist, sondern bei guter Mitarbeiter, hoher Motivation der Angestellten und vor allem Unterstützung und großem Interesse seitens des Praxisinhabers, erfolgreich sein kann.

9. Anhang

Abbildung 1: Modell gesundheitlicher Überzeugungen

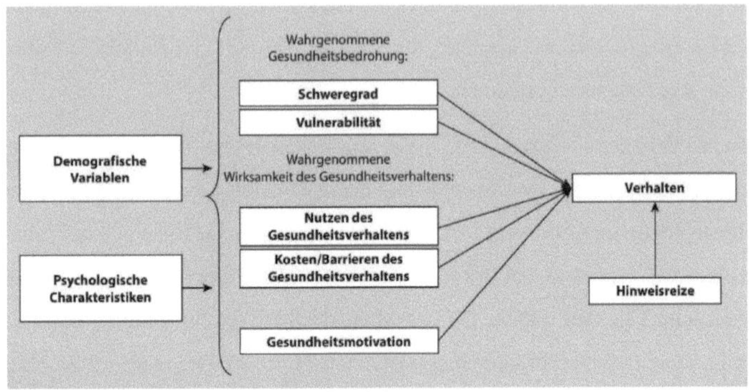

(Quelle: Pfeffer, Wegner, 2019, S. 536)

Abbildung 2: Sozial-kognitive Theorie

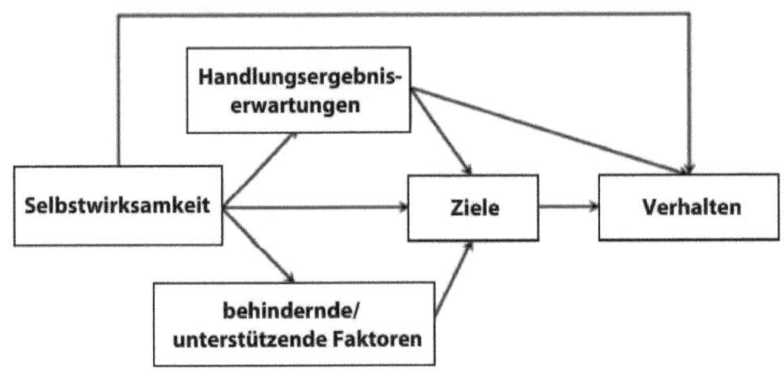

(Quelle: Pfeffer, Wegner, 2019, S. 537)

Tabelle 1: Planungsmatrix

Ziele	Determinanten	Methoden	Evaluationsmöglichkeiten
Hauptziel: Prävention Rückenschmerzen	• Wissen über Herkunft des Schmerzes/ Anatomie • Ergonomie am Arbeitsplatz	• Ergonomie am Arbeitsplatz • HBM	• Fehlzeitenanalyse • Feedbackgespräche

	• Bewegung/ Ausgleichsübungen	• Sozial-kognitive Theorie • Bewegung	• Teilnehmerbefragungen nach Wohlbefinden
1. Teilziel: Grundlagen und Wissenserwerb	• Wissen Anatomie • Wissen Fehlbelastungen • Interesse an Thematik • Risikowahrnehmung	• HBM • Sozial-kognitive Theorie	• Teilnehmerbefragung • Feedback-Gespräche
2. Teilziel: Ergonomie am Arbeitsplatz	• Ergonomische Geräte/ Arbeitsplätze • Richtige Einstellungen der Behandlungseinheiten	• Modell gesundheitlicher Überzeugungen • Anleitung zu ergonomischen Einstellungen	• Teilnehmerbefragung • Feedback-Gespräche
3. Teilziel: Bewegung	• Zeitmangel • Bewegungsmangel • Richtige, zielgerichtete Übungen • Einfache Umsetzung • Motivation/ Willensstärke	• HBM • Sozial-kognitive Theorie • Anleitung zu bestimmten Übungen	• Teilnehmerbefragung • Feedback-Gespräche

(Quelle: eigene Darstellung)

Abbildung 3: Ablauf der Intervention

Ablauf der Intervention		
Woche	Modul	Thema
1	1 (2 Sitzungen)	Einführung + Anatomie des menschlichen Rückens (Wirbelsäule)
2	1 (2 Sitzungen)	Anatomie des menschlichen Rückens (Muskulatur) + Schmerzentstehung
3	2 (2 Sitzungen)	Ergonomie-Begriff + Analyse Sitzhaltung (Mitarbeiter)
4	2 (2 Sitzungen)	Richtige Patientenlagerung + ergonomisches Praxismobiliar
5	3 (2 Sitzungen)	Relevanz von Bewegung (positive & negative Folgen) + Einführung in Übungen
6	3 (2 Sitzungen)	Einführung in Übungen + Einsatz von Übungen im Praxisalltag
7	3 (2 Sitzungen)	Kontrolle + Klären von Fragen
8	2 Sitzungen	Rückblick und Abschlussgespräche

(Quelle: eigene Darstellung)

Abbildung 4: Auszug Manual "Modul 1 Thema 1"

Modul I: Grundlagen & Wissenserwerb

Thema 1: Einführung

Dauer: 30 Minuten

Materialien: Handout für Mitarbeiter, Themenkarte „Studie zu Kopf-, Rücken- und Nackenschmerzen in Deutschland 2019/2021", Flipchart/ Tafel/ Whiteboard o.Ä., Stifte

Ablauf:

Dieses Modul leiten Sie mit Blick auf das Modell gesundheitlicher Überzeugungen mit der Themenkarte „Studie zu Kopf-, Rücken- und Nackenschmerzen in Deutschland 2019/2020" ein. Zeigen Sie ihren Mitarbeitern die Statistik und lassen Sie diese auf sie wirken. Sie spielen nun mit der wahrgenommenen Gesundheitsbedrohung und setzen erste Hinweisreize. Je nachdem, ob ihr Team eher aus männlichen oder weiblichen Personen besteht, können sie einzelne Inhalte aus der Abbildung vortragen. Gleiches gilt für die Altersgruppen, um zu verdeutlichen, wie hoch das Risiko ist. Anschließend beginnen Sie ein Gruppengespräch: „Wie sieht es bei Ihnen aus? Leiden Sie bereits an Rückenschmerzen?". Wenn sie eine gute Beziehung zu Ihrem Team haben, kann eine gute Gesprächsatmosphäre entstehen und Ihre Mitarbeiter können sich Ihnen öffnen, ihren aktuellen Gesundheitszustand mit Ihnen teilen. Wenn Sie merken, dass sich keiner zu dieser Frage äußern möchte, blättern Sie um und steigen Sie in die Anatomie des menschlichen Rückens ein.

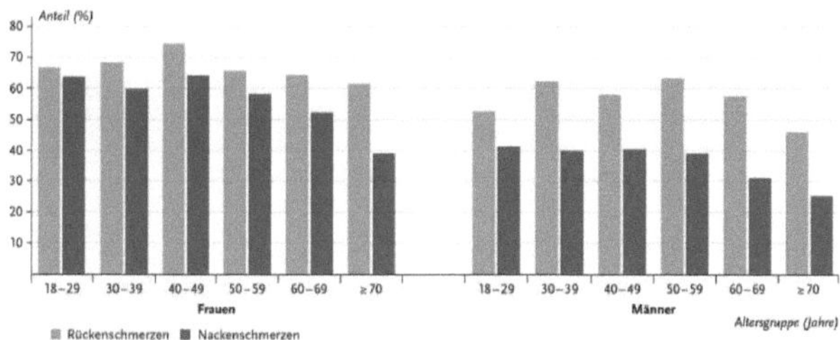

(Quelle: RKI, 2021, S. 6)

(Quelle: eigene Darstellung in Anlehnung an RKI, 2021, S. 6)

Abbildung 5: Auszug Manual "Modulüberblick"

Überblick der Module

Aufbau: Intervention mit 3 Modulen

Dauer: 8 Wochen (2 Einheiten à 30 Minuten/ Woche)

Zielgruppe: Zahnmedizinische Fachangestellte mit Interesse an Rückenschmerzprävention

Modul I: Grundlagen/ Wissenserwerb

Thema: Anatomie des menschlichen Rückens + Schmerzentstehung

Lernziele:

1. Mitarbeiter kennt Inhalte, Ablauf und Nutzen des Programms
2. Mitarbeiter kennt anatomische Grundlagen des Rückens/ der Rückenmuskulatur
3. Mitarbeiter kennt Risikofaktoren für Entstehung von Rückenschmerzen (besonders in der Zahnarztpraxis)

Modul II: Ergonomie am Arbeitsplatz

Thema: Ergonomisches Arbeiten am Behandlungsstuhl

Lernziele:

1. Mitarbeiter kann Begriff „Ergonomie" erläutern
2. Mitarbeiter kennt typische „Körperhaltungsfehler"
3. Mitarbeiter kann Praxismobiliar ergonomisch optimal einstellen

Modul III: Bewegung und Ausgleich

Thema: Relevanz ausreichender Bewegung + spezifische Übungen

Lernziele:

1. Mitarbeiter kennt die Bedeutung und Folgen ungenügender Bewegung
2. Mitarbeiter kenn positive Folgen körperlicher Aktivität
3. Mitarbeiter kann gelehrte Übungen eigenständig umsetzen, um Rückenschmerzen vorzubeugen bzw. ihnen entgegenzuwirken
4. Mitarbeiter beherrscht rückengerechtes Sitzen, Stehen, Behandeln und Assistieren

(Quelle: eigene Darstellung)

Abbildung 6: Auszug Manual "Modul 1 Thema 2"

Modul 1: Grundlagen & Wissenserwerb

Thema 2: Anatomie des menschlichen Rückens (Wirbelsäule)

Dauer: 30 Minuten

Materialien: Themenkarte „Anatomie Wirbelsäule" (oder ggf. Wirbelsäulenmodell), Flipchart, Stifte

Ablauf:

Sie sind nun bei der Anatomie des menschlichen Rückens angekommen. Hier wird ein grober Überblick über den Aufbau des Rückens, die verschiedenen Funktionen der einzelnen Wirbel, Knochen und Muskeln gegeben und auf die unterschiedlichen Schmerzen hingewiesen, die in einzelnen Bereichen auftreten kann. Ihre Mitarbeiter sollen nicht zu Medizinern werden, sondern nur ein Verständnis dafür bekommen, welcher Rückenschmerz woher kommen kann. Starten Sie mit der Themenkarte „Anatomie Wirbelsäule" und legen Sie diese gut sichtbar für Ihre Mitarbeiter aus. Beginnen Sie nun mit der Vorstellung der einzelnen Wirbelsäulenbereiche (...). „Die Lendenwirbelsäule befindet sich im untersten, aber noch beweglichen Abschnitt der Wirbelsäule. Durch das lange Sitzen und die teilweise ungünstigen Haltungen am Behandlungsstuhl, treten hier die meisten Beschwerden auf. Im dritten Modul werden wir auf spezifische Übungen eingehen, die diesen vorbeugen können (...)".

(Quelle: eigene Darstellung)

Abbildung 7: Auszug Manual "Modul 1 Thema 4"

Modul 1: Grundlagen & Wissenserwerb

Thema 4: Schmerzentstehung

Dauer: 30 Minuten

Materialien: Themenkarte Bio-Psycho-Soziales Krankheitsmodell, Aufgabenblätter für Mitarbeiter (Anzahl beachten!) „Bio-Psycho-Soziales Krankheitsmodell Blanko", Flipchart, Stifte

Ablauf:

Für diesen Bereich steht ihnen die Themenkarte „Bio-Psycho-Soziales Krankheitsmodell" zur Verfügung. Einmal als „Blanko-Version" nur mit den Überschriften und eine vollständige. Starten Sie mit der „Blanko-Version" und zeigen Sie diese ihren Mitarbeitern. Werden Sie interaktiv und fragen Sie ihre Mitarbeiter nach Ideen für die einzelnen Kreise – auch mit dem Hintergedanken, dass der Rückenschmerz in der Mitte steht. Zur Auflösung und Besprechung nehmen sie die vollständige Karte und fassen Sie nochmal die wesentlichen Inhalte zusammen: Eine Krankheit bzw. ein Schmerz kommt nicht von irgendwoher, sondern resultiert aus einer Störung von körperlichen, psychischen und sozialen Faktoren. Keiner dieser Bereiche steht alleine, es wird alles als ein verflochtenes Ganzes gesehen. Für den Rückenschmerz und das Programm bedeutet es, dass bei der Rückenschmerzprävention sowohl die biologischen (Körperbau, Körperhaltung etc.) und soziologischen Faktoren (Arbeitsplatz, Freizeitgestaltung etc.) als auch die psychologischen Merkmale (Copingstrategien etc.) einbezogen werden sollten, um ihm erfolgreich vorzubeugen.

Quelle: Klinikum Bochum. 2021. o. S.)

(Quelle: eigene Darstellung in Anlehnung an Klinikum Bochum, 2021, o. S.)

Abbildung 8: Auszug Manual "Bewegungstagebuch Mitarbeiter"

Tag	Meine Aktivität (Spaziergang, Fahrradfahren, Fitnessstudio usw.)	Belastung (empfundene Intensität)	Dauer (in Minuten)	Schritte (pro Tag)
Montag		☐ Sehr leicht ☐ Leicht ☐ Mittel ☐ Schwer ☐ Sehr schwer Insgesamt:		
Dienstag		☐ Sehr leicht ☐ Leicht ☐ Mittel ☐ Schwer ☐ Sehr schwer Insgesamt:		
Mittwoch		☐ Sehr leicht ☐ Leicht ☐ Mittel ☐ Schwer ☐ Sehr schwer Insgesamt:		

Anleitung:

- Notieren Sie eine Woche lang an jedem Wochentag Ihre Aktivität.
- Kreuzen Sie die empfundene Intensität der Belastung an.
- Notieren Sie die Dauer der Aktivität(en) und rechnen Sie diese anschließend zusammen.
- Notieren Sie Ihre geschafften Schritte am Ende des Tages, falls ein Schrittzähler vorhanden.

Auswertung:

- 10.000 Schritte pro Tag gelten als optimal. Versuchen Sie dieses Ziel täglich zu erreichen.
- Mittlere Belastungen sind für die Gesundheit optimal (grün gekennzeichnet)
- Konstante geringe Belastungen (blau gekennzeichnet) sind gut, aber lösen keinen Trainingseffekt aus. Die Intensität sollte erhöht werden.
- Mit intensiven Belastungen (rot gekennzeichnet) könne sportliche Ziele erreicht werden. Achten Sie darauf. dass Sie sich nicht überfordern.

(Quelle: eigene Darstellung in Anlehnung an Apotheken Umschau, 2012, o. S.)

Abbildung 9: Auszug Manual "Modul 3 Thema 2 & 3"

Modul 3: Bewegung und Ausgleich

Thema 2 und 3: Einführung in Übungen

Dauer: je 30 Minuten

Materialien: Übungskarten, Übungsposter (Reiszwecken o. Ä. zum Anbringen), Yoga- oder Gymnastikmatten, Stühle

Ablauf:

Sie haben nun die Aufgabe Ihren Mitarbeitern verschiedene Übungen zu zeigen, die beispielsweise zwischen den Behandlungen oder in der Mittagspause durchgeführt werden können. Insgesamt finden Sie in den Materialien 15 Übungskarten für jeden Ihrer Mitarbeiter und zusätzlich ein Übungsposter von jeder Übung. Verteilen Sie die Übungskarten und hängen Sie die Übungsposter beispielsweise im Pausenraum auf. Sie starten mit der ersten Übungskarte und gehen dann Übung für Übung durch. Beginnen Sie damit, dass sie eine Übung erklären. Machen Sie diese dann vor und lassen Sie anschließend Ihre Mitarbeiter aktiv werden. Dadurch, dass auf jeder Übungskarte eine genaue Erläuterung und eine Abbildung der jeweiligen Übung ist, können Ihre Mitarbeiter jederzeit nachlesen (…).

(Quelle: eigene Darstellung)

Abbildung 10: Auszug Manual "Übungskarte - seitliche Planke"

<u>Seitliche Planke</u>

[Die Abbildung ist aus urheberrechtlichen Gründen nicht im Lieferumfang enthalten.]

(Quelle: zm.online, 20015, o. S.)

1. Stützen Sie sich auf Ihre recht Hand
2. Achten Sie darauf, dass sich Ihr Ellbogen ca. auf Höhe Ihrer Schulter befindet
3. Legen Sie den linken auf den rechten Fuß (falls nicht möglich, nebeneinander platzieren)
4. Stützen Sie sich auf Ihre rechte Hand und den rechten Fuß und heben Sie langsam das Becken an, sodass sie in eine Position, wie auf der Abbildung kommen
5. Zur Stabilisierung kann der linke Arm nach oben gestreckt werden
6. Heben Sie Ihre Hüfte so an, dass Ihr Körper von Kopf bis Fuß eine Linie bildet
7. Halten Sie diese Position einige Sekunden und wechseln Sie anschließend die Seite

(Quelle: eigene Darstellung in Anlehnung an zm online, 2015, o. S.)

Abbildung 11: Auszug Manual "Modul 3 Thema 4"

Modul 3: Bewegung und Ausgleich

Thema 4: Integration der Übungen in den Praxisalltag

Dauer: 30 Minuten

Materialien: Übungskarten, ggf. Terminbuch der nächsten Woche, Matten, Stühle, Flipchart, Stifte

Ablauf:

Sie sind bei dem vierten Thema des dritten Moduls angekommen und sollen ihren Angestellten nun zeigen, wie die erlernten Übungen ganz einfach in den Praxisalltag integriert werden können. Setzen Sie sich mit allen Teilnehmern zusammen und schauen Sie sich gemeinsam Ihr Praxisterminbuch der nächsten Woche an. Achten Sie darauf, dass Ihre Mitarbeiter ihre Übungskarten zur Hand haben, um die Übungen bei Bedarf noch einmal nachzuschauen. Stellen Sie das Flipchart in der Nähe auf und starten Sie ein Gruppengespräch.

„Erzählen Sie mir Ihre Ideen für die Integration einiger der erlernten Übungen in die nächste Woche!" „Zwischen welchen Behandlungen sehen Sie die Möglichkeit den „Katzenbuckel" durchzuführen?"

Notieren Sie erstmal alle Ideen in einer Art Mindmap auf dem Flipchart. Die letzten zehn Minuten der Sitzung können dann genutzt werden, um die einzelnen Übungen sogar im Terminbuch festzuhalten. Schauen Sie, ob es Ihren Mitarbeitern hilft, wenn feste Übungen als Notiz oder Erinnerung in der Praxissoftware erscheinen. Wenn ja, überlegen Sie sich, ob Sie es für die nächste Zeit immer wieder machen, bis alle Mitarbeiter ihre Routinen verinnerlicht haben und genau wissen, wann sie welche Übungen schnell einbauen können (…).

(Quelle: eigene Darstellung)

Abbildung 12: Auszug Manual "Fragebogen zur Rückengesundheit" (Mitarbeiter)

Fragebogen zur Rückengesundheit

1. Leiden Sie während der Arbeit gelegentlich unter Rücken-/ Nacken-/ Schulterschmerzen?

- ☐ Ja
- ☐ Nein

2. In welchem Bereich befinden sich die Schmerzen und als wie stark empfinden Sie diese? Bitte ankreuzen!

	sehr leicht	leicht	mäßig	stark	sehr stark
Halswirbelsäule					
Brustwirbelsäule					
Lendenwirbelsäule					
Schulterbereich					

3. Wie häufig leiden Sie unter diesen Schmerze?

- ☐ Selten
- ☐ Gelegentlich
- ☐ Häufig
- ☐ Immer

4. Nach wie viel Stunden Behandlung treten die Schmerzen aus?

- ☐ Von Beginn an
- ☐ Nach 1-2 Stunden
- ☐ Nach 3-4 Stunden
- ☐ Nach 5-6 Stunden
- ☐ Nach 7-8 Stunden

5. Werden Sie durch die Schmerzen beim Arbeiten beeinträchtigt?

- ☐ Nie
- ☐ Selten
- ☐ Gelegentlich
- ☐ Häufig
- ☐ Immer

6. Was glauben Sie ist/ sind die Ursache(n) dieser Beschwerden?

- ☐ Ungünstige Körperhaltung
- ☐ Bewegungsmangel (während der Arbeit)
- ☐ Zu wenig Pausen
- ☐ Stress
- ☐ Fehlende/ untrainierte Muskulatur
- ☐ Sonstiges

7. Wie oft treiben Sie Sport?

- ☐ Nie
- ☐ Wenige Tage im Monat
- ☐ Mehrmals wöchentlich
- ☐ Täglich

8. Kennen Sie sich mit der Ergonomie am Arbeitsplatz aus?

- ☐ Ja
- ☐ Nein (Fragebogen beendet)

9. Legen Sie Wert auf ergonomisches Arbeiten?

- ☐ Ja
- ☐ Nein (Fragebogen beendet)

10. Worauf achten Sie hinsichtlich der Ergonomie?

- ☐ Einrichtungsgegenstände (Einstellung Behandlungseinheit, Computer-Arbeitsplatz etc.)
- ☐ Hilfsmittel (Lupenbrille etc.)
- ☐ Stetiger Wissenserwerb zum Thema Ergonomie

(Quelle: eigene Darstellung in Anlehnung an Schneiders, 2018, S. 57 ff.)

Abbildung 13: Auszug Manual "Bewertungsbogen Module/ Manual" (Mitarbeiter)

Wie beurteilen Sie im dritten Modul...

	Note 1 bis 6
1. ... die Auswahl der Inhalte und Themen?	
2. ... die Verständlichkeit der Inhalte?	
3. ... die Nutzung der Inhalte in Bezug auf Rückenschmerprävention?	
4. ... die Möglichkeit zu eigenen Anmerkungen/ Rückfragen etc.?	
5. ... die Atmosphäre/ das Wohlbefinden in der Gruppe?	
6. ... die Gestaltung der Materialien?	

Was hat Ihnen besonders gefallen?

____

____

Was hat Ihnen (überhaupt) nicht gefallen? Was würden Sie anmerken?

____

____

(Quelle: eigene Darstellung in Anlehnung an Meng et al., 2007, S. 76)

Abbildung 14: Auszug Manual "Bewertungsbogen Module/ Manual" (Praxisinhaber)

Wie beurteilen Sie im dritten Modul…	Note 1 bis 6
1. … die Beteiligung der Teilnehmer (Diskussion, Rückfragen etc.)?	
2. … die Atmosphäre in der Gruppe?	
3. … das Interesse der Teilnehmer?	
4. … das Verständnis der Inhalte?	
5. … die Umsetzung der Ziele?	
6. … den Einsatz von (mitgelieferten) Materialien?	

Konnten alle Lerninhalte aus dem Manual umgesetzt werden?	ja	nein	teilweise
Lernziel 3.1 (Bedeutung & Folgen ungenügender Bewegung)			
Lernziel 3.2 (positive Folgen körperlicher Aktivität)			
Lernziel 3.3 (Umsetzung gelernter Übungen zur Prävention)			
Lernziel 3.4 (rückengerechtes Behandeln & Integration der Übungen)			

Sind Probleme aufgetreten? Wenn ja, welche?

____

____

Anmerkungen/ Verbesserungsvorschläge zum Modul/ Manual:

____

____

(Quelle: eigene Darstellung in Anlehnung an Meng et al., 2007, S. 80)

10. Literaturverzeichnis

1) Hanssen, Anja (2019): Fehler sind Meilensteine, in: BGWmagazin, Nr. 4(2019), S. 9

2) Hollstein, Tim (2019): Fakten und Zahlen für das individuelle Maß an Bewegung, in: Deutsches Ärzteblatt, Jg. 116 (2019) Nr. 35-36, S. 3

3) Springer Medizin Verlag GmbH (2021): Rückenschmerzen Adieu!, in: Wir in der Praxis, Nr. 2 (2021), S. 39

Internetquellen

1) Aktion Gesunder Rücken e. V. (2021): Einfache Rückenübungen für den Alltag, < https://www.agr-ev.de/de/rueckenschmerzen/rueckenuebungen> (2021) [Zugriff 2021-08-02]

2) Apotheken Umschau (2012): Ihr Bewegungs-Tagebuch zum Ausdrucken, <https://aqqkowuysp.cloudimg.io/v7/_auirp_/downloads/04/1/9/0/8/1/Bewegungstage-buch.pdf?func=proxy> (2012-05-31) [Zugriff 2021-08-02]

3) BGW (2013): Rückenproblemen vorbeugen: Präventionstipps für Inhaber von Zahn-arztpraxen, <https://www.bgw-online.de/DE/Home/Branchen/Zahnmedizin/gesunder-Ruecken-Branchennews.html> (2013-11-07) [Zugriff 2021-07-30]

4) Bodanowitz, Jörg (2021): DAK-Krankenstands-Analyse: Krankheitsgeschehen in der Arbeitswelt während der Pandemie massiv verändert, <https://www.dak.de/dak/bundes-themen/krankenstand-2020-2424242.html#/> (2021-02-04) [Zugriff 2021-07-30]

5) Buschek, Nina, Rothfischer, Kathrin (2019): Rückenschmerzen - Prävention, <https://www.netdoktor.de/praevention/rueckenschmerzen-praevention/> (2019-05-06) [Zugriff 2021-07-31]

6) Domschky, Barbara (2016): Für einen starken Zahnarztrücken, <https://www.zm-on-line.de/zm-starter/eroeffnung-feiern/fuer-einen-starken-zahnarztruecken/seite/alle/> (2016-04-27) [Zugriff 2021-07-30]

7) Eggenschwiler, Dominique (2014): Handbuch zur Methodenvielfalt, <http://www.afap.ch/wp-content/uploads/2017/03/handbuch_methodenvielfalt_0.pdf> (2014-11, S. 5-8) [Zugriff 2021-07-18]

8) Franzkowiak, Peter (2018): Prävention und Krankheitsprävention, <https://leitbegriffe.bzga.de/alphabetisches-verzeichnis/praevention-und-krankheitspraevention/> (2018-06-28) [Zugriff 2021-08-02]

9) IQWiG (2012): Rücken- und Kreuzschmerzen, <https://www.gesundheitsinformation.de/rueckenschmerze.2378.de.pdf?all_backgrounds=0&all_details=0&all_lexicons=0&all_reports=0&overview=1&print=1&theme=0> (2012-02, S. 3) [Zugriff 2021-07-30]

10) Klinikum Bochum (2021): Was ist das „Bio-Psycho-Soziale Modell"?, <https://skoliose.ruhr/faqs/faqs-details/was-ist-das-bio-psycho-soziale-modell.html> (2021) [Zugriff 2021-08-02]

11) Krummenauer, F. et al. (2009): Randomisierte klinische Studie zur Wirksamkeit einer Kombination aus Matrix/ Rhythmus-Therapie und multimodaler stationärer Schmerztherapie bei Patienten mit chronischen lumbalen Rückenschmerzen, <file:///D:/Literatur%20Gesundheitspsychologie/s-0029-1243607.pdf> (2009-12-01, S. 2) [Zugriff 2021-07-30]

12) Landeszentrum Gesundheit NRW (2019): Prozess- und Ergebnisevaluation, <https://www.lzg.nrw.de/ges_foerd/qualitaet/leitfaden_selbstevaluation/einf_prozess_und_ergebnisevaluation/index.html> (2019-02-11) [Zugriff 2021-08-02]

13) Landeszentrum Gesundheit NRW (2021): Qualitätsdimensionen in der Evaluation, <https://www.lzg.nrw.de/ges_foerd/qualitaet/evaluationstools/evaluation-allgemein/qualitaetsdimensionen-der-evaluation/index.html> (2021-01-12) [Zugriff 2021-08-02]

14) Luehmann, Dagmar et al. (2006): Prävention rezidivierender Rückenschmerzen – Präventionsmaßnahmen in der Arbeitsplatzumgebung, <https://www.researchgate.net/profile/Luehmann-Dagmar/publication/232815769_Pravention_rezidivierender_Ruckenschmerzen-_Praventionsmassnahmen_in_der_Arbeitsplatzumgebung_Prevention_of_relapsing_backache_-_Preventive_measures_in_the_workplace_surroundings/links/551518400cf283ee0839a68a/Praevention-rezidivierender-Rueckenschmerzen-Praeventionsmassnahmen-in-der-Arbeitsplatzumgebung-Prevention-of-relapsing-backache-Preventive-measures-in-the-workplace-surroundings.pdf> (2006-01, S. 20) [Zugriff 2021-07-30]

15) Lühmann, D. (2005): Prävention von Rückenschmerze – Grundlagen und mögliche Interventionsstrategien, <https://www.thieme-connect.com/products/ejournals/abstract/10.1055/s-2005-836757> (2005-05-27, S. 139-141) [Zugriff 2021-07-30]

16) Lühmann, Dagmar (2008): Gesundheitsberichte Spezial. Band 5: Rückengesundheit fördern und verbessern. Dokumentation der Fachtagung zu einem der zehn Gesundheitsziele im Land Nordrhein-Westfalen, <https://www.lzg.nrw.de/_php/login/dl.php?u=/_media/pdf/ges_bericht/gesundheitsberichte-nrw-spezial/gesundheit-spezial_band-5_rueckengesundheit.pdf >(2008-10, S. 3) [Zugriff 2021-08-02]

17) Matthias, Katja (2020): Die „Neue Rückenschule" – alles für die Rückengesundheit, <https://www.barmer.de/gesundheit-verstehen/rueckengesundheit/rueckenschule-97382> (2020-09-02) [Zugriff 2021-08-02]

18) Meng, Karin et al. (2007): Curriculum Rückenschule – Manual, <https://www.psychotherapie.uni-wuerzburg.de/rueckenschule/Curriculum_Rueckenschule_Manual_Uni-Wuerzburg.pdf> (2007-06, S. 80) [Zugriff 2021-08-02]

19) Müller, G. et al. (2005): Evidenz für die Wirksamkeit von Maßnahmen zur Prävention von Rückenschmerzen – Europäische Leitlinien, <file:///D:/Literatur%20Gesundheitspsychologie/s-2005-858693.pdf> (2005-09-04, S. 2-8) [Zugriff 2021-07-30]

20) Oberhofer, Elke (2016): Auch nach fast 50 Jahren kaum Evidenz zur Wirksamkeit, <https://www.aerztezeitung.de/Medizin/Auch-nach-fast-50-Jahren-kaum-Evidenz-zur-Wirksamkeit-311750.html> (2016-09-20) [Zugriff 2021-07-31]

21) Pfeffer, Ines, Wegner, Mirko (2019): Modelle zur Erklärung der Veränderung von Gesundheitsverhalten und körperlicher Aktivität, <https://link.springer.com/chapter/10.1007/978-3-662-56802-6_23> (2019-11-05, S. 537) [Zugriff 2021-07-30]

22) Reitemeier, Bernd et al. (2012): Arbeitshaltung des Zahnarztes, <https://www.zags-dresden.de/dateien/Forschung/zahnmedizin_up2date_2012_2.pdf> (2012, S. 149-150) [Zugriff 2021-08-02]

23) Robert Koch-Institut (2015): Gesundhet in Deutschland, <https://www.rki.de/DE/Content/Gesundheitsmonitoring/Gesundheitsberichterstattung/GesInDtld/gesundheit_in_deutschland_2015.pdf?_blob=publicationFile> (2015-11, S. 69- 79) [Zugriff 2021-06-25]

24) Robert Koch-Institut (2021):   Prävalenz von Rücken- und Nackenschmerzen in Deutschland. Ergebnisse der Krankheitslast-Studie BURDEN 2020, <https://www.rki.de/DE/Content/Gesundheitsmonitoring/Gesundheitsberichterstattung/GBEDownloadsJ/JoHM_S3_2021_Rueckenschmerz_Nackenschmerz.pdf?__blob=publicationFile > (2021-03-10, S. 2-3) [Zugriff 2021-07-30]

25) Schneiders, Meike (2018): Online-Befragung von Zahnärztinnen und Zahnärzten in Deutschland zum Thema Arbeitsbelastungen des Wirbelsäulen- und Schulterbereichs, <https://oparu.uni-ulm.de/xmlui/bitstream/handle/123456789/15692/Diss_MSchneiders.pdf?isAllowed=y&sequence=5> (2018, S. 57-61) [Zugriff 2021-08-02]

26) Seibt, Annette (2016): Erklärungs- und Veränderungsmodelle I: Einstellungs- und Verhaltensänderung, <https://leitbegriffe.bzga.de/alphabetisches-verzeichnis/erklaerungs-und-veraenderungsmodelle-i-einstellungs-und-verhaltensaenderungen/#:~:text=Das%20Modell%20der%20Gesundheits%C3%BCberzeugungen%20(Health,zu%20einer%20Verhaltens%C3%A4nderung%20zu%20veranlassen.> (2016-04-25) [Zugriff 2021-07-30]

27) Statista (2021): Anteil der wichtigsten Krankheitsarten unter BKK-Mitgliedern bis 2019, <https://de.statista.com/statistik/daten/studie/187969/umfrage/anteil-der-haeufigsten-krankheitsarten-in-deutschland/> (2021-06-18) [Zugriff 2021-07-30]

28) Wartha, O. et al. (2016): Entwicklung eines settingspezifischen Gesundheitsförderprogramms durch die Verwendung des Intervention-Mapping-Ansatzes: „Komm mit in das gesunde Boot – Kindergarten", <https://campus.bildungscentrum.de/nfcampus/plpd/d/1705798/Gruppe%201_Wartha2016.pdf> (2016-03, S. 4) [Zugriff 25.06.2021]

29) Wartha, Olivia Janina (2013): Theoriegeleitete Entwicklung und Implementation einer schulbasierten Intervention zur Gesundheitsförderung, <https://dnb.info/1054045445/34> (2013, S. 9) [Zugriff 2021-07-15]

30) Wirtz, Markus (2021): health belief model, <https://dorsch.hogrefe.com/stichwort/health-belief-model> (2021-02-11) [Zugriff 2021-07-30]

31) Zm online (2015): Yoga light für Zahnärzte, <https://www.zm-online.de/zm-starter/anstellung/yoga-light-fuer-zahnaerzte/> (2015-04-02) [Zugriff 2021-08-02]

32) ZWP online (2011): Risiko Rücken – Von Anfang an richtig sitzen, <https://www.zwp-online.info/zwpnews/wirtschaft-und-recht/praxiseinrichtung/risiko-ruecken-von-anfang-richtig-sitzen> (2011-10-17) [Zugriff 2021-07-30]